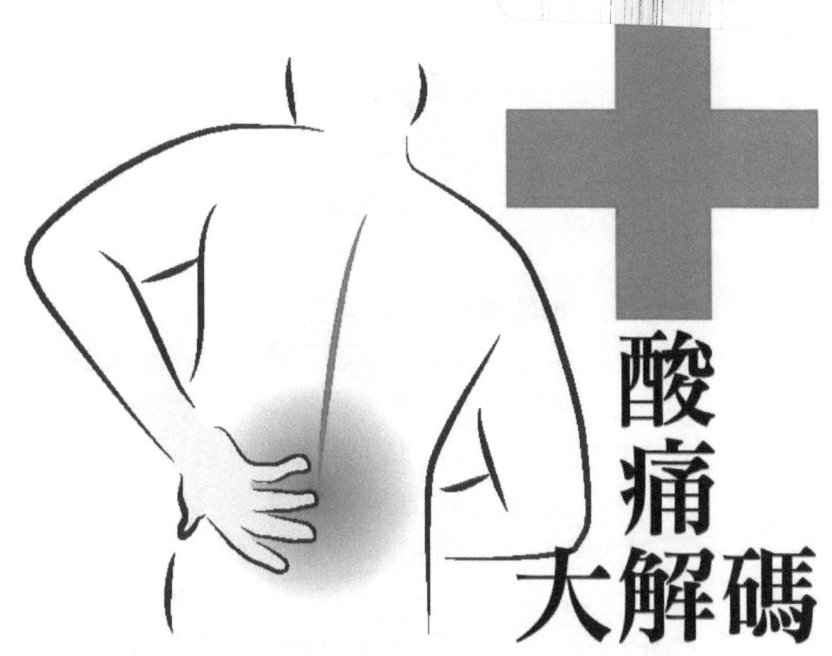

酸痛大解碼

運動傷害及酸痛和關節退化的自我調理

用科學常識可以理解的酸痛原理及自療原理

簡奕得 著

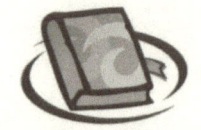

美商EHGBooks微出版公司
www.EHGBooks.com

EHG Books 公司出版
Amazon.com 總經銷
2016 年版權美國登記
未經授權不許翻印全文或部分
及翻譯為其他語言或文字
2016 年 EHGBooks 第一版

Copyright © 2016 by Peter Chien
Manufactured in United States
Permission required for reproduction,
or translation in whole or part.
Contact：info@EHGBooks.com

ISBN-13：978-1-62503-307-9

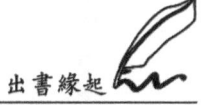

出書緣起

以一個多年為傷痛所苦的人而言，當我一開始找到一個可以靠身體自我修復的功能，解決這些讓我痛苦萬分，鬥志全失的病痛時；第一時間我想對全世界大聲宣布我自己認為的大發現。

但是卻遭遇到一個問題：基本上這個社會的人對自己身體的狀況上發生的問題，未知狀況的瞭解，存在兩種型態：

第一種人對於有沒有違背常識，沒那麼在乎，他們會自己找到邏輯，比如說直接用玄妙未知或者先人的智慧，或者：這是不同的體系，來解釋所有未知，但可能可以解決身體問題的辦法；另一種人極端信服現代科學，但實際上他比較信服的是科學這個體系，甚至有時候根本不看有沒有實效。

所以即使我的邏輯通順，因為沒有經由科學體系創造驗證，要取得第二種人的信任非常的難。

這就是我目前面對最大的困難，我的酸痛理論是我與家庭醫師討論後，我用我的經驗驗證得來，而解決的辦法是從一般人最容易操作，最簡單的物理原理著手，所找到

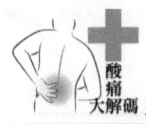

的民俗調理。

在前述第一種人來看，我的理論無足輕重，我的作法太過保守，應該跟西醫涇渭分明才是王道，只要似乎有效他們就會勇於嘗試；而在科學派的人來看，他一看到民俗調理的外表就沒有想了解的慾望。

還好還有一類的人是兩方面都涉獵，兩方面都不全然深信，他會從實際的情形去判斷，我寫這本書的最主要用意就是希望給這種人提供一個符合常識邏輯的說明。

目前我遇到，可以靜下心了解這個方法的人，除了我的家庭醫師王醫師及有醫學背景的我的二姊之外就少數幾人。

基本上就是上述兩種人的中間體，才比較可以溝通，也才可以慢慢試著讓他理解，以免我才正要試著解釋時就又岔到其他話題。

為了解決這個困境，我下定決心突破我自己的寫作障礙，嘗試將這三年多來的所得寫成一本書，而最近開始也將處理的案例貼到我的臉書上，希望經由這樣的比對，讓大家理解，這個我自認簡單又易明瞭的理論，我的臉書位址：https：//www.facebook.com/anti.soft.tissue.injuries/

简奕得

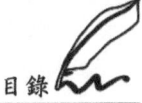

目錄

出書緣起 I

目錄 III

第一章 我的傷痛史 1

第二章 酸痛原因探討 7

第三章 疼痛持續未癒原因探討 13

第四章 可以協助身體代謝的方法 19

第五章 拍打原理及簡化的力學分析 25

第六章 用拍子拍打的方法 31

第七章 拍打時的注意事項 33

第八章 拍打身體各部位的方法 37

    拍打膝蓋的方法 37

    拍打骨盆上方關節的方法 40

    拍打下背部及臀部的方法 41

    小腿部位的拍打 （小腿的瘀傷痛感常表現在腳盤或腳底）
.... 42

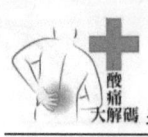

網球肘的拍打方法	43
高球肘的拍打方法	44
肩膀（肩關節以內）的拍打方法	45
肩關節的拍打方法	46
背部的拍打方法	47
手腕處的拍打法	48
大腿的處理	49
腳踝腳盤的處理	50
手掌部的處裡	52
肌肉層術後沾粘	53

第九章 案例 55

二十年腰痛及三年膝痛	55
國中羽球校隊的新舊傷	58
球隊家長的網球肘	61
老年人的各種酸痛	62
教練的肩膀與手臂交界處的舊傷	65
車禍摔車後肩膀的舊傷	67
落枕	68
大腿外側麻木	69

第一章 我的傷痛史

我睡的房間是木地板,差不多在 1997 年左右,有一天心血來潮,拿起塵封已久金庸的武俠小說,就坐在地板上背靠著牆壁看起小說,看了兩個小時想站起來,卻發現下背部劇痛,很勉強彎著腰才能站起來。

我完全不知道為甚麼會這樣,趕緊請我太太載我去附近的一間外科,醫生問了一下情形,照了 X 光,跟我說骨頭沒什麼問題,不過我有點脊椎側彎。

前後言連結起來給我的訊息好像是說脊椎側彎的人會下背痛是正常的。

吃了兩個禮拜的肌鬆跟消炎止痛藥終於比較好了,不過受傷的前幾天連起床都有困難;所謂比較好是可以行走活動,只要稍微彎一下腰,就知道限制在哪裡了。

從這一天開始,這個毛病就如影隨形,三不五時就會覺得腰好像痛到要斷掉一樣,有時候騎機車在路上路不平一震動,腰就痛起來,彷彿只要有人再跟我擦撞一下我大概就完蛋了。

那一兩年我原本還有參加區運的太極拳推手比賽,至

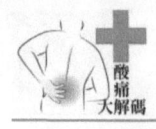

此也完全無法練習更別說比賽了。

因為被判定脊椎側彎又不到需要開刀的地步，我也就很無奈的接受這個宿命，等到真的很痛的時候再去找醫生拿止痛藥。

在之後大約兩年，又一次劇痛回診再照一次 x 光時，醫生再度宣佈我脊椎已經長骨刺了，再來就是如果沒有刺激到神經就不需處理等等。再開個肌肉鬆弛劑跟止痛藥回去吃，然後靜靜等待下一次痛起來再去找醫生……。其實這個時候我如果不把醫生看得那麼權威，多跟他討論我自己的狀況及解決之道，可能就可以從他開的藥知道，主要造成我疼痛的原因是在肌肉軟組織傷害上，不會痛了十幾年才積極地去找方法。

大概 2010 年左右吧，為了陪我國中的大兒子跟他朋友踢足球，因為他們人數不足，我怕踢不成，因此不敢下場休息，踢了一個多小時，膝蓋非常酸，結果隔了一個多禮拜還是一樣，隔一個月時痛到蹲不下去。

去看骨科：兩膝四頭肌肌腱發炎，做了各種物理治療包括紅外線、熱敷電療、超音波等等，也沒有什麼成效。最後診所的物理治療師教了我自己拉四頭肌的方法，有逐漸緩解一點，但是到一定程度又停滯不前了。

第一章 我的傷痛史

因此我又多了一項症頭：蹲只能慢慢蹲，再站起來非常吃力，且過程中膝蓋劈哩啪啦響又無法著力，還得靠兩手撐著膝蓋才站得起來。

本來空閒時會陪小孩打棒球，順便幫他們蹲捕，到這個地步也沒辦法了。一直到我小兒子參加球隊以後。

我的小兒子從小學四年級起就參加學校羽毛球校隊，從一開始的低強度訓練，到四年級暑假參加附近國中體育班的較高強度訓練，五升六暑假參加國中加強訓練沒多久左腰就扭傷。

持續吃藥復健治療了整個暑假，期間都沒辦法作任何的運動。

因為我有拉四頭肌緩解疼痛的經驗，就每天叫他忍痛作肢體前彎的動作拉筋，直到開學過了一個多月才逐漸不痛，等於整個暑假都荒廢了。

我全家平常諮詢的家醫科王醫生是台大畢業的高材生，常常小孩感冒去看診時都會看他在看醫學相關的書籍。

他告訴我造成疼痛的源頭在軟組織受傷後，流出的血液壓迫到神經，無法代謝，一般的電療超音波熱療及止痛

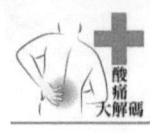

藥恢復的效果不大，小孩有幹細胞且代謝好，休息一段時間後還可自癒，如果是大人就更難好了。

因為這樣，我也問他我的腰痛跟膝蓋痛是不是要變成我必須學習相處的老症頭，也得到近乎肯定答案的微笑。

但是，可能是因為小孩受過傷的原因，從六年級下學期起，陸續發生右大腿內側肌肉拉傷，六年級升國中暑假作重量訓練姿勢不當右腰又扭傷，國一開學左腳膝蓋肌腱拉傷產生跳躍膝的情形。因為有了四年級暑假的治療復健經驗，知道一個治癒的療程即使因為小孩的恢復力強，也要好幾個月。

我就尋求與運動傷害相關的各種中西醫的辦法，並瞭解其內涵。

我也比較了為何皮膚表面的傷口可以在幾天內復原，而肌肉軟組織的傷害或撕裂傷為何無法短期內痊癒？

所以決定，從人體自我修復方面著手。

我研究了幾種民俗療法試圖瞭解其內涵後採用了刮痧、拔罐、拍打、及自學的肌肉舒緩按摩開始幫我的小孩自我療癒並配合受傷處的肌肉強度訓練。

結果除了左膝肌腱拉傷部份造成右膝又因代償作用

第一章 我的傷痛史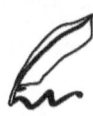

也拉傷,所以花了大概三週左右,其餘大概都是兩週就得到完全自癒的效果。

連我自己的多年腰傷,及兩膝肌腱陳年未癒的舊傷和高球肘也好得差不多了,對我來講這種激發人體再生修補的方法,效果是百分之百。

而且當我累積更多經驗之後,我也更確信只要血液功能正常,一般外傷傷口可以自然癒合的人,基本上,軟組織傷害只要不是斷裂到須靠外科縫合的程度,都可以靠人體自我修復來復原。

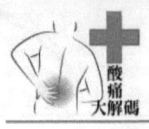運動傷害及酸痛和關節退化的自我調理

第二章 酸痛原因探討

　　我對於酸痛原因的理解，是在我小兒子小五升小六那年的暑假的腰傷開始以後（應是 2012 年 8 月左右）。

　　因為去骨科看了一個多月，又做了電療超音波熱療也沒有明顯的好轉，就在去家醫科看診時順便問了王醫師。

　　他說肌肉軟組織的傷害，因撕裂傷致血液滲漏至組織外部並刺激神經的受器引起疼痛及不適，而有時候我們的身體還會增生一些血管想代謝掉它，結果卻適得其反，變成增生的不健全組織。

　　這個解釋，也成為我日後自行處理軟組織傷害的最大假設前提。在遇到諸如退化性關節炎疼痛，或各種表現在軟組織部位疼痛的情況時，我也可以很篤定的認為問題的重點在肌肉軟組織，因為骨頭上並沒有神經，所以追本溯源，還是得從神經被壓迫引發疼痛來看。

　　也因為這個假設，我沒有從平常骨科醫師常講的軟組織慢性發炎這樣的角度去找方法，不然要緩解發炎反應可能不是單純物理方法可以解決的。

　　所以我當初被從脊椎側彎一路再判定長骨刺、脊椎退

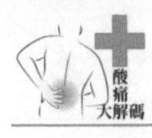

化的過程,其實主要引發疼痛的問題,還是在脊椎及下背周邊軟組織,因姿勢不良導致軟組織撕裂傷所造成的。

當然,酸痛的原因可能還有很多種,比如骨骼脫位,會造成對側軟組織不均勻拉扯而疼痛,但這一項目前我並沒有機會接觸學習,所以我只能暫時略過,希望以後可以進一步學習。

不過基本上如果不是很嚴重的錯位,同時拍打骨骼兩側放鬆對拉的肌肉也有少許的歸正效果。

除了脫位,也可能有一些神經功能性的問題或者譬如幻肢等情況,不過總的來說,軟組織傷害還是佔大多數。

對於血液壓迫神經導致疼痛這個假設的理解,其實大多數的人應該都有相同經驗:我們在使用刀子時,有時會不小心被割到,當血還沒流出時,幾乎不會感到疼痛,而當血漸漸流出時,我們會逐漸感覺痛。

我還曾經有過一個經驗:有一次我被刀片割到表皮層,我可以看到皮膚裂開,因為沒割到微血管,所以沒有流血,而我也幾乎沒有任何痛感,只是感覺表皮似乎裂開。

過了一天以後,我在洗手時感覺傷口有點痛,一看之下才發現逐漸有血液滲漏出來,往後的一天我覺得疼痛感

持續。

後來我拿了手邊的一塊人工皮繃帶,把血吸乾並做消毒以後迫緊蓋上,竟然神奇的發現痛感逐漸消失,隔了三四天我都沒有感到疼痛,當我最後把繃帶撕開時,發現傷口已經癒合了。

這個情況如果對應到肌肉組織的拉傷,是不是也意味著,只要將拉傷處的血液移走,我們的疼痛不適感,會不會也同時減弱?

所以,當肌肉軟組織拉傷時,疼痛代表甚麼意義?

我們先從外傷的組織的癒合來看,當一個人表皮組織出現傷口時,斷裂的微血管泌出血液,他開始感到疼痛,而流出的血液中所含有的血小板及生長因子,正是組織癒合的最重要元素。

而在逐步癒合的過程中,還會逐漸的將已經沒作用的其他血液成分,變成結痂掉落,最後長出新的表皮組織。

所以,我是這樣理解的,當受傷出現疼痛時,其實是身體在提醒我們不要再過度使用這部分的功能,以免導致疼痛加劇或者更大的傷害,並且讓身體有時間修補傷口。

我記得以前一個很有名的案例是,某支少棒隊的投手

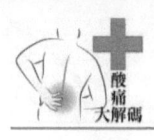

手肘痛而無法投球,教練帶他去診所打了類固醇後疼痛減緩,繼續讓他出賽,結果就是這個小選手的手肘韌帶因而斷裂,葬送了他的棒球生命。

從這個角度來看,身體透過血液滲出而壓迫神經產生酸痛的感覺,其實就像火警警報的預警一樣,是在提醒我們注意並多做休息,讓身體有自我修復的空間。

既然談到這個,就從火警警報這件事來看,警報響了,我們可能會把警報關掉,但不會關了警報卻一走了之,還必須處理起火或冒煙的問題。

很不幸的,現代醫學在處理慢性疼痛時,竟然有時採取的是阻斷該處神經傳導的做法。

這就好像把警報關了,讓火自生自滅一樣;沒錯,有時候對年紀大的人或活動能力差的人,只要不感覺痛了,其餘日常活動他可能不會再需要該處肌肉出力,所以只要不覺得痛就好了。

但是對活動量大的人或仍屬壯年者,就得考慮合不合適的問題。只是有的慢性疼痛患者聽說做個小手術或打個幾針就不痛,難免趨之若鶩,我覺得這就有些危險了。

從我跟我小兒子的經驗,可以看出,有的狀況身體可

第二章 酸痛原因探討

以自我修復，但是有的狀況可能範圍太大或其他原因，你可能一痛經年，變成揮之不去的夢魘。

　　長期鳴響的警報變成你最大的痛苦來源；但即使這樣，除非你確定不再做有一定強度的活動，或者是神經傳導異常，警報亂報，我實在不建議去做阻斷神經傳導的動作。比較正本清源的做法應是協助身體自我修復，清除造成警報的源頭。

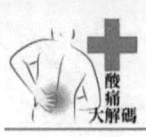 運動傷害及酸痛和關節退化的自我調理

第三章 疼痛持續未癒原因探討

前一章我們有提到，微血管在肌肉軟組織撕裂傷時斷裂而滲出血液，進而壓迫到神經產生痛感，提醒我們休息使組織有修補的機會。

而為什麼有時候疼痛隔了許久沒有舒緩的跡象，其實就是修復身體軟組織後所剩下的廢棄物無法代謝，而持續刺激到神經所致。

從外傷的復原來看，當表皮逐漸修復的過程，剩下的凝血產生的硬疤會逐漸掉落，所以在外傷的修復，沒有廢棄物代謝的問題，當階段性任務完成時，沒用的東西自然掉落，自動代謝。

但是在體內，這些東西只能靠循環系統代謝，而當循環系統也處在受損狀態時，這些物質無法代謝，它就持續壓迫神經，而產生痛感。

循環系統好一點的人，可能一段時間後會代謝掉；不好的則不但無法代謝，甚至還增生一些不健康的血管想代謝它，而這些東西全部會壓迫神經，結果更是雪上加霜。

這就是我小兒子閃到腰休息拉筋後逐漸好轉，好了以

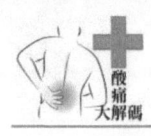

後強度還比以前更好；而我的腰傷十多年不好，甚至感覺越來越虛弱的原因。

所以對於外傷來講，保持傷口的清潔，不要感染，修補部分身體會自動完成。

而內部的肌肉軟組織的拉傷或撕裂傷則沒有感染的問題，反而是無法代謝的血液跟組織液持續壓迫神經造成酸痛遲遲無法痊癒。並且在這樣情況下，受傷的肌肉軟組織長期處在變形的情況下，健全可以支撐身體活動的肌肉截面積變小，肌力也會變小，而導致更容易受傷；這也是為什麼打止痛藥之後，又去做高強度運動，會造成悲劇的原因。

從這個基礎來看，為什麼常常會聽到所謂"舊傷復發"的說法，其實就很容易理解了。

就是受傷處好得不完全，外滲的血液沒代謝完全，變形的肌肉軟組織沒恢復他原有的長度跟形狀，導致受力時可以受力的肌肉截面積減少，強度不足，自然容易再度受傷。

如果可以借用健身界的觀點，藉由每次對肌纖維小傷及時的修復（不要讓他累積到肌肉變形），讓肌肉截面積增加，達到肌力的增強，則小受傷=>修復的過程，反而是一種強化的程序。

所以在面對所謂"延遲性酸痛"時,反而可以把它變成強化的契機。而方法就是促進代謝,啟動身體的修補強化機制。

其實現在運動界也有這樣的方法,就是運動完針對酸痛或疲勞僵硬的部位,用瑜珈滾筒來做深層的代謝。或者透過拉筋按摩的方法,鬆解該處肌肉,促進廢棄物質的代謝,並加速身體的立即修補(等到肌肉軟組織變形了再修補完成,則該處肌肉暫時會變成全部截面無法一起發力的組織,因整體長度不均,就無法一起伸縮)。

這裡,我也想描述一下我的觀察,為什麼小撕裂傷的累積會造成軟組織的變形?

一般我們的肌肉撕裂傷,如果是整束肌肉或肌腱韌帶的局部斷裂,其內部血管的破裂造成的血液滲漏,會滲漏到軟組織纖維束的外部,滲到拉傷的纖維束外部,對身體來講最大的好處是:外部的循環系統是健全的。從外部來看,就會看到瘀血滲到皮下或腫脹。有時候反而這類的傷,休息個兩三個禮拜,消腫且外滲的血液代謝完,肌肉也自我修補好了,以後就不會痛了。但是也有腫脹消了以後還會持續疼痛的,其實就是軟組織裡面除了我們所講的局部斷裂組織外，也有一些小的未造成整束肌纖維斷裂的小撕裂傷，我們接著來談。

有時候一些微小的，逐漸累積的小傷，反而變成長期的慢性疼痛，像網球肘、高球肘、跳躍膝、肩關節的傷害或肌肉的慢性疼痛等等，這些傷常常都是一些微小的撕裂傷逐漸累積，到一定程度後，刺激到神經而產生痛感。因為這些傷累積的過程，他只是肌纖維束中的小撕裂傷，所以滲漏的血液都還留在纖維束包裹當中，當他累積到一定程度，壓迫到神經受器，就會產生痛感。有經驗的人，通常只要仔細的觸摸，就會發現這些疼痛且壓了會痛的點，存在突起的節點或條狀僵硬感，一般也稱作氣結或條索。其實他就是包裹著血液的肌纖維束，而他量多了以後，就會刺激到神經產生痛感。

這些氣結或條索，因為產生的過程是逐漸累積的，所以包裹著血液的肌纖維束就會逐漸的變形，使局部的肌纖維長度變得較長，這就是我說的變形的肌肉或軟組織。所謂的變形，就是指相對於正常的軟組織而言，它的長度是不對的。

當然，如果你在氣結或條索產生的初期，不管用瑜珈滾輪，拉筋按摩或拍打等等方法讓裡面的血液排出代謝掉，就不會有變形的問題。這也是新傷跟舊傷的差別，我在後面還會提及。

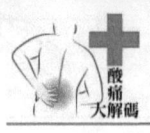 運動傷害及酸痛和關節退化的自我調理

第四章 可以協助身體代謝的方法

有鑑於此，我開始廣泛的涉略中西各種治療酸痛的方法，並從中找出可以跟我前述基本認知產生連結的處置方法。

因為我的認知，已經很清楚的指向軟組織中殘存無法代謝的血液或組織液，所以只要簡單易操作且看得出來有作用的方法我都去嘗試，基本上就是協助身體代謝掉這些東西。

我嘗試過的方法有 1.刮痧 2.拔罐 3.用手指按推 4.拍打。

首先是刮痧，因為我看到某些中醫所寫的網路文章會講到他們有時會運用刮痧刮出陳年淤傷。

所以我最早曾嘗試用刮痧，在紓解肩頸僵硬上有基本的效用，但是對於急性的拉傷，或較深層的氣結或條索作用就比較沒那麼好；我兒子的腰拉傷時，我試過刮痧拔罐，效果都不好。不過像中暑時對肩頸的刮痧，不是其他方法可以取代的，我或我的小孩有時中暑導致嗜睡疲倦發燒拉肚子時，通常只要刮一刮就會輕鬆很多。

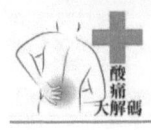

其實這個現象我也有些觀察跟假設,目前還在構建邏輯中。

拔罐,也是一種易於操作的方法,最大的問題在於某些位置不是那麼方便,關節位置皮膚薄且平整度不佳,拔罐器的附著就是一個問題。

而且更深層的瘀血也不容易經由拔罐吸出。還有到底哪些位置有瘀血,量多少也不容易由拔罐操作者判斷。

以上兩種方法,對於不能忍痛的人是不錯的選擇。

不過,對這些操作手法原理的認知,也是我在重新確認了拍打功用時才豁然開朗。

另外,我也找到一種用拇指按推的方法。

在要處理的位置表皮抹一些凡士林,然後再用拇指的指尖或側面沿著肌肉的走向推過去,遇到氣結或條索的地方會感覺較痛,則多用點力多推幾次。

幾次後你會發現原本按推會痛的地方,逐漸的不痛了,就是滲漏出來的血液被推到另一處代謝掉了。

但是此法對大面積的酸痛,效果就比較不易顯現。

最後一種,也是我目前最常使用的方法,就是拍打。

當初,對於我自己的膝傷及腰傷,還有小孩的大腿鼠蹊部的拉傷,我實在是已經試過拔罐刮痧,但是效果都不佳。

雖然我手頭有我大姊送我的一本蕭宏慈所寫的:〈拉筋拍打治百病〉,而且我二十年前腰傷時,我手邊就有一隻拍痧棒,但是蕭宏慈書裡對打出來的痧,解釋成是血管裡的廢棄物,稱之為毒痧。

就我的認知,對於造成我腰痛膝痛,是滲漏到組織外的血液,壓迫神經造成疼痛;跟血管裡的痧毒,並不是一回事,所以我一直沒有想嘗試的想法。

直到有一天,我腰痛的老毛病又犯了,我就反手像以前老人捶背的方式,自己捶打了幾下,覺得有點痛,就去穿衣鏡前照了一下鏡子,發現竟然有一兩個血泡浮了出來。

我馬上想到王醫師所說的,內部的傷口處流出的血液造成疼痛的說法。

也想到我敲打造成血液浮出來的原理,其實就是牛頓力學的慣性定律,跟拍打棉被拍起灰塵的原理是一樣的。

而這些血泡,其實並不是毒痧,而是肌肉韌帶等軟組織因拉傷而滲漏出來的血液。

所以，我就持續反手敲打我的髂腰韌帶處，敲完之後，我的腰部竟然覺得前所未有的輕鬆。

所以，我接著處理我的膝蓋上方四頭肌肌腱，發現竟然只要用手掌拍打一下，就有大片的瘀血浮了出來，我很認真的打完這兩個地方以後，發現活動度大為增加，且不適感也減輕了許多。

每天早上起床前膝蓋幾乎疼痛到無法用力的情形也大為改善。

到目前為止，拍打是我找到可以最快速協助身體代謝滲漏到組織外部的血液的方法，最大的缺點就是痛；但是目前也只有經過拍打時，組織外滲漏的血液被擠壓，壓迫到神經而產生痛感的方式，才可以定位出那裡有滲漏的血液需要代謝。

而在發現了拍打可以透過慣性作用，讓肌肉軟組織層裡的瘀血浮到皮膚下（肌筋膜的上層），進而透過皮下豐富的微血管及毛孔等代謝掉以後。

我同時也逐漸發現，其實我們身體內部，蠻多我們平常容易大量使用的地方，都很容易有瘀傷出現，只是量有沒有累積到會壓迫到神經的程度的差別而已。

比如大腿周邊、臀大肌、手肘上下及肩膀（平常給人抓龍會很酸的位置）、肩胛骨等位置，這些位置如果會感覺痠痛，常常用手輕輕的觸摸或按壓過去，都會發現有所謂的氣結或條索甚或是壓痛感。

只要年過四十以上，這些部位拍打一下，都很容易有瘀血浮了出來，其實這都是日積月累的微小撕裂傷造成的。

基於拍打的快速方便，我將聚焦在拍打的相關論述，也希望能澄清一般人對拍打的安全性疑慮。

另外，身體自我修復的機能如何作用？組織間血液代謝與否對人體整體的影響，我以後也會找機會來了解。

第五章 拍打原理及簡化的力學分析

假設某人因運動拉傷了某部分的肌肉,而在肌肉上拉傷處產生了所謂氣結或條索,基本上就是那一些肌纖維有局部撕裂而出血。

一般小量的出血顯現出來的就是氣結或條索,這些血被包在肌纖維束裡面,如果剛好壓迫到神經,就會產生酸痛感。

我也曾看過球隊小孩,高強度運動後,大腿後膝窩上方有明顯的撕裂傷,並且產生瘀血浮現在皮下,但是卻未感到疼痛不適。其實就是剛好該處的腫脹沒有壓迫到神經。

這個時候通常只要在該出血點加壓,他就會感到疼痛。

以前這種小撕裂傷,醫生都會說休息一陣子就會好,但是從我 35 歲以後的經驗,通常都沒那麼容易好,可能是我越不去動它,代謝就越差,而當我們的無法代謝掉這些血液時,酸痛就如影隨形了。

當我發現運用慣性定律可以讓這些造成酸痛的血浮

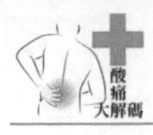

到皮下時,我也大概查了一下,其實我們皮膚下的組織,屬於一種疏鬆的多孔隙結構。

所以當我手掌拍下時,肌肉等軟組織會受力而往下沉,而那些滲出的血液,則會因慣性的原因穿過孔隙結構留在原處,所以它就往皮膚表面移動,多拍個幾次,就看到黑色的血泡。

這個時候,酸痛感就會從原來的肌肉組織處,變成皮下血泡處,而皮下的微循環是正常的,再加上皮表毛細孔的蒸散,大概一個多禮拜就可以代謝完畢,回復正常的皮色。這個時間在青少年時期更快。

既然是慣性定律的作用,使用有點重量的輔助工具當然會比徒手有效傳遞慣性。所以我就開始找可以使用的拍子,目前常用的是重量約 100 克左右的膠拍(我打算找 200 克左右的拍子)。

因為有些人會認為,拍打的力量是破壞組織,所以我想簡略概算一下作用力大小,再來與人體正常運動時組織的受力相比。

因為有某些懷疑論者認為,拍打是以用力拍造成組織傷害而激發人體的自我修補(如果這個邏輯成立的話,大概所有的毛病都可以先破壞再讓身體重建了)。

第五章 拍打原理及簡化的力學分析

目前我拍打的速度約 2m/s，我先用我理想中的拍重 0.2 KG，假設拍打在人體的作用時間 0.05 秒，拍面接觸人體面積約 25 平方公分，則

F*T=M*V => F*0.05=0.2*2 => F=8 KG
則每平方公分受力 8/25=0.32 KG……．（1）

其實，這樣的計算方式也已經是採取較寬鬆的方式，算出來的力道應大於實際受力，實際上我拍子另一端是握在手裡，所以有部分作用力是我的手掌吸收了，而非如上面的計算都由受拍面接受。

相對於一個 60 公斤的人從 30 公分高處落下，

$V=\sqrt{2gh}$=2.425 m/s

假設落地時間 0.2 秒，則

F*0.2=60*2.425   ==> F=727.4kg

估計膝蓋截面積約 100 平方公分　兩膝=200 平方公分
每平方公分受力

727.4/200=3.64 kg……．（2）

其實，式子（2）也約略可以看成，人在慢跑時，膝蓋的受力狀況。可見，目前我拍打的力道還不到慢跑時的

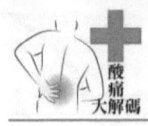

肌肉受力的一成。

跑動時的受力是有主動的拉跟被動的壓兩者,而拍打則只有受壓而已。

經過這樣簡單的計算,我忽然想到,在討論拍打安不安全這個議題上。

還不如努力增加個人的肌肉耐受力,就是肌力,反而可以避免反覆受傷。

畢竟真的在跑動時,單位面積的受力絕不只 3.64 公斤而已,唯有增加肌耐力,才能避免反覆受傷。而這個力的計算只是概算,真要精確,研究運動科學者有更多方便的量測儀器可以測試,用數據討論會更清楚。

同樣接近 50 歲,有人可以超馬一次跑一百公里,而以我久年傷剛逐漸恢復的過程,前陣子不過在山路上跑了幾次三公里而已,梨狀肌就拉傷了。

還好我現在掌握了方法,可以復原得很快。

另外,就是量的控制問題。

一般的民俗療法在使用拍打方式時,常會講拍出來的毒痧多多益善,有的人甚至打到全身都是,打完以後全身疲倦，或者尿液顏色變深。

我則認為，那應該是超過身體的代謝容量，已經有輕微的肝腎臟過度負荷的問題。

所以初次拍打，量不要多，以隔日不會感到疲倦為原則。

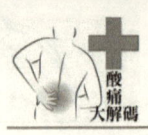 運動傷害及酸痛和關節退化的自我調理

第六章 用拍子拍打的方法

最簡單的拍打方法，就是用手打，一般是用實心掌打（傳遞慣性），用手打最大的好處就是不容易受傷。

因為手掌是皮肉包在骨頭外側，有一層緩衝，即使打在骨頭位置也不易造成傷害。

打的位置一般就是有壓痛點的地方，或者說是打下去會感覺從裡面熱痛出來的地方；會有這感覺就是壓力傳遞下去壓迫到瘀血，刺激到神經的緣故。

所以有時候有的傷，他的瘀血腫脹還沒壓迫到神經，但是當我們用拍子一加壓，就壓迫到了，而產生痛感，這就是一種潛在的傷，等到最後一根稻草加上去的時候，可能就會變成嚴重的傷，如我後續會提到的教練的肩膀。

不過用手打比較大的不便就是手打很累人，並且因為慣性傳遞較差，藏在比較深層的瘀血不容易出來。

所以一般我會找比較稱手的工具，工具最大的好處就是傳遞慣性比較方便，但是要小心用力過度傷到骨頭或內臟的情形。

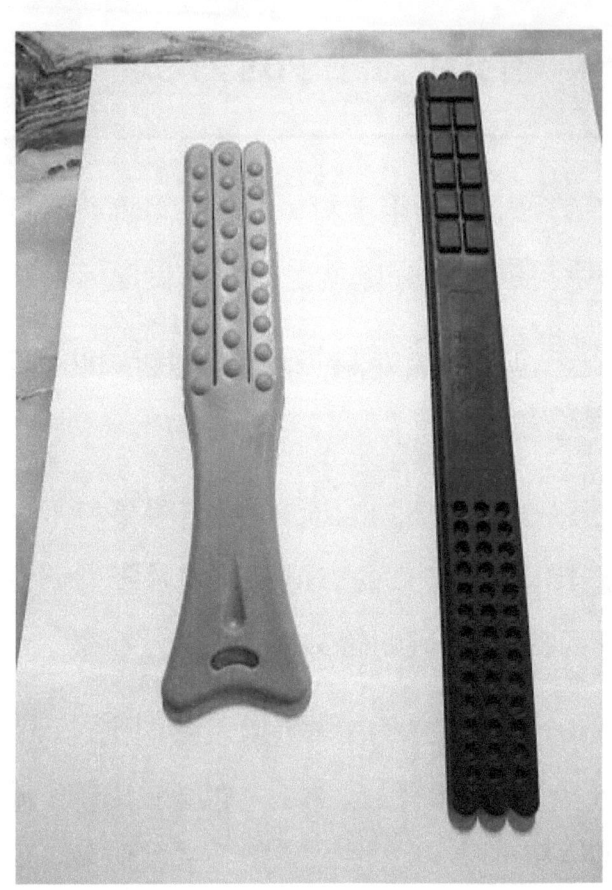

用工具打最大的原則就是，以稍為超過你能負荷的痛感的程度來設定拍打的力道，最需注意的就是盡量調整受拍者的姿勢，保持落拍面是平整無骨頭突出的，這樣就不會一直敲到骨頭。

至於什麼狀況可以用拍打處理，我的經驗是，只要你確定骨骼沒有問題，軟組織沒有斷裂，也沒有出血性的疾病，基本上都可以試試看效果如何。上圖是我目前所使用的拍子，長拍長35公分寬3.5公分，處裡落枕打背部比較方便；短拍長27公分寬5公分，拍打面積較寬。

第七章 拍打時的注意事項

前面第五章最後講到量的控制問題,再下來就是,同一個地方,拍打完以後隔多久可以再拍。

初次拍完以後,如果出現血泡你就會發現,那塊區域的皮膚會被撐開,通常在當下繼續拍不會有問題,但等到隔日以後,那個部位的血泡會慢慢代謝,皮膚會變得比較鬆弛。

我曾在這個時候拍打該處,結果沒多久就破皮了。

我猜測是表皮被撐開變薄後,皮下血泡開始代謝後表皮就會變鬆弛,所以較容易破皮,一般我會建議,等代謝得差不多了,要拍再拍。

既然牽涉到代謝跟會不會破皮的問題,有些事情就得注意:

1. 拍完以後,多補充水分,協助肝腎代謝。

2. 為了協助肌肉修復,宜適當補充蛋白質跟維生素C。

3. 肝腎功能不好者,第一次請盡量小區處理,隔日

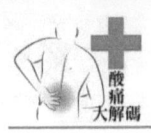

感覺不會疲倦再緩步加量。

4. 有出血性疾病者,不宜貿然拍打。

5. 服用抗凝血劑者,宜先注意情況合不合適。我曾看過服用抗凝血劑的人,連針灸都會造成出血腫脹。

6. 老年人肌肉皮膚彈性皆較差,而且組織孔隙較大,瘀血容易上浮,力道要適度減小。

7. 拍打完以後,要鍛鍊該處肌肉,降低未來再受傷之可能。

8. 外傷傷口處有感染問題,請勿拍打。

9. 背部脊椎位置是骨骼包覆神經,屬於較脆弱易傷處,請勿直接硬打。盡量從脊椎兩側的肌肉跟韌帶處下手。

10. 我是從西醫理論入手,所以有時用肌筋膜理論處理相關肌群,但是如果你找不到肌筋膜分布圖時,用經絡圖來找相關位置時也大致都相符。如網球肘跟足底筋膜炎都必須處理痛點上下相關肌群,不可以只處理痛點。

11. 有新的拉傷時（一周內的新傷），盡量只處理單點，不宜對其他部位拍打，因為振動及壓力的升高，會造成未完全癒合的傷口出血。

12. 仍持續出血或腫脹的傷也不適宜貿然拍打。急性的拉傷或腫脹，盡量等急性期過後再處理。同理，盡量避開女性生理期。

13. 孕婦與肚中的胚胎血脈相連，為了避免對未出生的寶貝造成不可知的危害，也不宜拍打。

接下來，我會簡單的談一些以前遇到過的案例，並簡述一些相關部位的拍打方法。

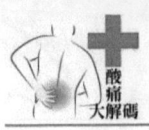

第八章 拍打身體各部位的方法

拍打膝蓋的方法

膝蓋部位,由於肌腱及韌帶及四塊骨頭相交會,又有關節囊及滑液囊,因此一般受到傷害時不容易痊癒,而我們用拍打方法調理時也必得注意一些方法跟順序。

首先,先確定緊繃或酸痛的點,並用拇指按推或用拍子先打幾下,感覺是否該點有從內部痛出來的感覺,如果有,就從該點著手。拍打到血泡冒出來(量多寡可以依自己的忍耐程度或拍打後膝蓋活動度有否增加來決定),接著以髕骨為中心,處理該點的對側。不管有沒有血泡,都要拍打至少二三十下,這是為了防止對側的肌肉不均勻拉扯的防範措施。

一般我們可以以髕骨為中心,將膝蓋周邊分為上下左右四區,相鄰的區域不要一次處理,相對的區域必須一併處理,所以一般最多一次處理兩區。

這是為了防止不均勻拉扯,如果你四區一併處理時會造成膝蓋周邊肌肉韌帶全部放鬆,可能會導致骨骼脫位。

另外膝蓋外側腓骨接外側側副韌帶處也必須分成四區分兩次處理。

最後再處理髕骨位置的筋膜。

膝蓋部位的傷，如果是新傷，通常拍個一兩次，身體自我修復之後，就不會有問題。

但如果是舊傷或退化性關節炎，通常即使拍不出血泡了以後，還是會有酸痛感，這是因為軟組織肌力不足或變形導致，這時就必須做各種會導致酸痛的角度的肌力訓練來恢復正常的長度跟強度。

我也順便定義一下新舊傷，所謂的新傷指的就是：急性拉傷的地方，就是運動中或動作中忽然出現拉傷痛感處，此時肌纖維長度處於原有長度，只是某幾個截面有新的拉傷導致有氣結或條索。這種傷通常你處理完腫脹消失了，肌纖維束恢復原有長度癒合，不會有我們前面所提變形的問題。

舊傷則是：可能是多年累積的小拉傷，之前一直沒壓迫到神經，到最近最後一點腫脹發生，壓迫到神經產生痛感。這種痛感通常不是運動當中發生的，可能一覺醒來或休息當中忽然就痛了。因為長期的累積，肌纖維已經變形，所以處理上就必須拍完後加入肌力鍛鍊以求恢復肌纖

維長度。當然還有一種舊傷是你痛了好久一直沒好或沒那麼痛了,這時斷裂的肌纖維也會癒合,即使你已經把瘀血拍出,但肌纖維還是處於變形狀態,一樣會壓迫神經。

至於膝蓋後彎處,屬於股二頭肌跟膕肌部位,一般中醫所稱的委中穴位置,也是屬於極易有瘀傷的位置,而且通常沒甚麼顯現出來的痛感,頂多覺得緊繃,但是由於肌群的影響,會影響到腰腿整體的平衡,所以當膝蓋調理得差不多時,也須處理該位置,而且這個位置打起來好像還會特別的痛。

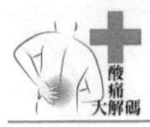

拍打骨盆上方關節的方法

　　這個關節，尤其在下背部骶髂關節韌帶處，是閃到腰時最容易受傷的部位，我當初用反手敲的位置就是這裡。

　　此處的基本調理就是先拍打脊椎兩側髂腰韌帶處，再沿著大骨盆上緣往兩側延伸拍過去，接著再沿著髖關節往內側鼠蹊部拍，再拍大腿骨上緣一圈。

　　基本上現代人因為跑步運動造成的運動傷害還不少，所以在整個腰部骨盆位置有損傷的人頗多，這些部位的拍打都可以自己檢測看有否痛點再決定要不要做。

第八章 拍打身體各部位的方法

拍打下背部及臀部的方法

在下背部的部位，骶骨位於尾椎兩側部位和屁股梨狀肌及臀大肌部位也常常是容易有傷的部位，有人是多年累積的運動傷害，也有人是以前跌坐造成的舊傷。

這兩處的瘀傷常常也會有坐骨神經受壓迫的情形出現，痛或麻會延伸到腿部。

這些部位的拍打，基本上就是避開尾椎沿兩側對稱的拍，而在梨狀肌及臀大肌部位因為肉多且神經多，因此拍打時需要打的次數也較多較痛。

我自己都是蹲著讓肌肉部位因關節彎曲而變薄再打；如果可以請家人幫拍則是比較好的選擇，可以側躺然後彎曲股關節再拍打痛點，被拍者只要咬牙忍痛幾分鐘就可以了。

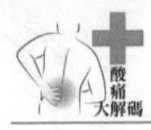

小腿部位的拍打

（小腿的瘀傷痛感常表現在腳盤或腳底）

通常小腿部位在拍打之前，用拇指跟其餘四指一起對捏小腿，內部有瘀血的部位捏壓起來會特別痛，確定後再拍打該部位即可。小腿本身的內部瘀血，除了會造成小腿部位酸痛之外。腳脛骨外側的瘀血，有時也會造成腳盤的痛感；小腿肚的瘀血，有時也會造成足底筋膜的不適，所以遇到腳盤跟腳底痛感時，也需檢查小腿有無瘀血的痛點。

第八章 拍打身體各部位的方法

網球肘的拍打方法

　　網球肘,主要的痛點表現在肱骨外上髁,痛的時候扭毛巾都有問題。而其處理方法,其實就是以外上髁為中心點,向上延伸到上臂連著外上髁的整條肌肉都拍透,向下也是延伸到小臂整條肌肉,要打的時候,把手臂打直放鬆盡量不要有突出的骨頭。

　　方便的話請別人打,不然自己打也可以。

　　通常新傷大概兩次就可以自我恢復,舊傷則要多次並且配合做各種肌力(配合啞鈴,做手肘彎曲的各種肌力,以做的時候感覺吃力的動作,多做為原則)並反覆拍打檢查到你可以接受的復原程度即可。

高球肘的拍打方法

相對於網球肘，高球肘的痛點表現在肱骨內上髁，要拍打時，以內上髁為中心，往上跟往下把相關肌群一次拍透，如果是一兩個月內的新傷，通常一兩次就可以得到自癒。

如果是舊傷或退化性的傷害，則需輔以肌力訓練並反覆的拍打，也可以達到不錯的效果。

不管高球肘或網球肘，處理完以後，也記得檢查一下肘內彎皺褶處周邊。棒球選手的手肘，常發生尺側附屬韌帶撕裂傷，尤須特別注意，平常空閒時多用手指按推，如有痛感則積極處理，可能還有強化的效果。

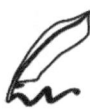

肩膀（肩關節以內）的拍打方法

　　四五十歲以上的成年人，常有肩頸疼痛的問題，肩頸的肌肉，由於都會連到頸椎，所以為了頸椎的拉力平衡，必須得對稱處理，不可以只打單邊，以免造成頸椎滑脫。

　　至於打的位置跟範圍，一般在鎖骨以上跟肩胛骨以上，不過為顧及個人體質差異，如是第一次拍打，盡量控制在每邊不超過一個巴掌大的範圍。但是如果你已確認較大面積拍打不會造成不適或疲倦，則不在此限。

　　對於此類屬於沾粘性的問題，大部分都得經多次處理才能有較好的自癒效果。

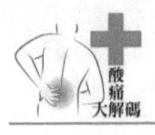

肩關節的拍打方法

相較於冰凍肩或五十肩，肩關節處的傷害大多屬於運動傷害，有人是打球受傷，也有人是工作或吊單槓用力不當傷到。

因為這個部位的肌肉基本上跟頸椎已經沒有拉扯跟張力的問題，所以可以單邊處理。基本上是沿著旋轉肌袖的位置，整個打一圈（就是手臂跟肩膀的接合處，如果該處有痛點的話），然後再處理三角肌的位置或延伸的酸痛點。

記得不管新傷舊傷，每次處理都盡量整個部位全部拍透。

因為肩膀的動作精細，只要有一點小差異，就有可能感覺不適。

通常在處理完以後腋下部位也可以順便檢查看有無痛點。

第八章 拍打身體各部位的方法

背部的拍打方法

背部肌肉在脊椎兩側的部位,一般也是建議要對稱的拍打,以免造成脊椎脫位,而較外側的部位則無此虞慮。

另外需注意的是腰椎兩側的外側部位,因為沒有骨頭的保護,拍打的力道要適度減弱,以免傷及內臟。

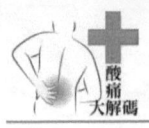

手腕處的拍打法

　　一般人其實手腕處，也屬於相對容易受傷的部位，舉凡跌倒扑地，大概都會用手腕撐著，這時難免會傷腕，我以前也曾騎腳踏車跌倒手撐地，手腕痛了兩年。

　　如果是此類外傷性的問題，首先必去須照 X 光確定骨頭有沒有問題，如果沒問題，先止痛休息個幾天，如果還會痛再來處理。

　　也有人是腕隧道症候群，腫脹的肌肉壓迫到神經。

　　不管是前述哪一種情形，基本上處裡的，都是先從掌心側的手腕先拍打，大概也都是得先忍一下痛，哪裡痛就打哪裡，打到血泡大致都出來了，基本上活動度恢復了。

　　就可以休息等下一次再處理。

　　也有少數人是痛掌背側，那就拍打掌背側，不過掌背側有突出的尺骨，需調整受拍面平整度以利作業。

大腿的處理

到四十歲以後，如果不常運動，腿部的酸痛問題就會漸漸浮現。這時如要用拍打處理，可以先從大腿外側開始，一次一邊，一開始不要太多，總是有肝腎負荷的問題。

不過大腿部位由於肉多，所以自己拍打要打到深層的血泡浮出得花一些功夫。

可以的話也可以家人互相拍打，再來就依次換後側、前側及內側分數次拍透。

同樣，有傷的部位可以多拍幾次並配合肌肉強度訓練。

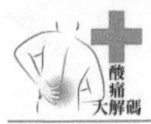

腳踝腳盤的處理

多數喜歡運動的人，多少都有腳盤翻船的經驗。

多數人都是休息以後不痛了就不管它，但因此常會有腳盤轉到某個角度就會無力或有痛感。

不運動的時候似乎沒事，做劇烈運動時就容易又出狀況。

我也是這樣，後來自己大致了解了一下，外踝部分有三條韌帶，以踝骨為中心韌帶分立三角是屬於比較脆弱的。

而內踝的韌帶較為集中，但也不是就不會撕裂傷。

基本上，腳踝韌帶的撕裂傷，如果不去管它，他的代謝是很差的，所以不管哪一處韌帶，如果沒有想辦法讓滲漏出的血液代謝掉，可用的韌帶截面積越來越小，韌帶的整體強度會越來越弱，會導致習慣性的翻船。

其實處理的原則，基本上就是以踝骨為中心，盡量調整腳的位置使踝骨凸出的幅度最小，再環繞踝骨拍打。但是在作業之前還是得先確認骨頭沒問題再開始。

第八章 拍打身體各部位的方法

如果太痛自己無法承受，可能還是得請人幫忙，畢竟這個地方的感覺好像特別敏銳。

通常，這個位置的傷，第一次拍完以後，就可以配合多做運動鍛鍊肌力。畢竟韌帶因血流供應較少，恢復能力是比較差的，如要恢復較完全，得反覆運動=>拍打多次。如果到打不出血泡卻仍有痛感的程度，最後除了運動強化以外，還可以考慮找到信得過的會骨骼矯正的人處理。

阿基里斯腱部位也是如此，如果一直都是忍受疼痛放任不管的話，有可能導致更嚴重的後果。

從我處理小孩球隊同學這個部位的經驗來看，拍法也是左右側拍過以後再拍中心部位，通常拍起來痛感較強的部位，表示內部有瘀血。

同樣也是得反覆運動=>拍打多次，才能得到比較好的自我修復效果。

腳盤部位，通常前腳盤的瘀血，有時會導致前腳掌底的酸痛，所以足底筋膜酸痛的處理，也會一併拍打前腳掌背。

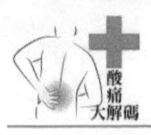

運動傷害及酸痛和關節退化的自我調理

手掌部的處裡

手掌部位的軟組織傷害的拍打處理，除了掌心掌背部分以外，我覺得最重要的應該是指節的關節部位。

在 2015 年下半年，有一天我睡醒發現右手中指忽然沒辦法正常的彎曲，而且會痛有僵硬感。

一開始我很勤勞的每天做握拳放鬆的動作。每天早上最痛苦，做了一下動作以後會漸漸舒緩，但還是覺得怪怪的。

於是我就拿起一隻小拍打棒，慢慢的敲著最僵硬的部分，果然很痛。

敲了幾下以後，還真的又浮現出血泡來，顯然即使在只有骨頭跟韌帶的地方，韌帶受傷瘀血了，沒把瘀血移到筋膜層的上面來，還是代謝不掉。

我還是很仔細的把整個指關節敲過，原來會痛的部位瘀血都浮了上來，不過剛敲完，整個指節都變更僵硬，因為外皮都充塞瘀血，腫脹了一圈，足足過了兩三天才感覺恢復正常，彎曲也不會再痛跟僵硬了。

第八章 拍打身體各部位的方法

肌肉層術後沾粘

一般在肌肉層的手術，術後殘存的血液，常會造成縫合處附近硬塊或瘀血，或者外觀看不出來但卻會造成疼痛的沾粘。

目前遇到的狀況是只要肌肉層內部沒有凸出的金屬物或植入物，大概半年後就可以針對該處進行輕微的拍打看看效果如何。我曾幫前十字韌帶術後半年仍會疼痛者處理過，可以看出其實手術後，如果周邊組織還是有瘀血沾黏的話，整個膝蓋活動度還是不好。

還有後面會舉例的，我父親縫合了二十多針的傷口，內部的沾黏也是隔了一年多以後，才開始處理。

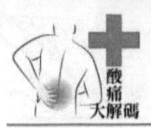 運動傷害及酸痛和關節退化的自我調理

第九章 案例

二十年腰痛及三年膝痛

　　這個案例就是我自己，當我發現這個方法的原理以後，我就很篤定的把我的髂腰韌帶部位處理了一遍，並且也發現從外部按壓時如有壓痛點時，通常表示內部的肌肉軟組織有傷。

　　所以順便檢測了我的骨盆上緣，我自己也發現幾乎整個的骨盆上緣部位及鼠蹊部髖關節部位都有壓痛點，我就整個都拍打了一輪，也拍出了一堆血泡，自此，我的腰部整個輕鬆了起來。

　　後續只要有一些不適，我也都會用手指按壓或用拍子拍打，檢測看看有沒有特別疼痛處。通常只要沒有特別壓痛點存在，一般是拍不出甚麼東西的。

　　這樣的處理過程，也可以解釋為什麼我認為拍打出來的血泡，其實應該不是反對拍打者認為的微血管破裂造成的。

　　因為如果是的話，第一次拍完以後，新生的微血管剛

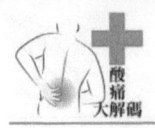

開始一定更脆弱，第二次拍應該會破更多。

但實際上是第二次，第三次，一次比一次拍出的量少，再來甚至拍不出來。

接著我開始處理我的膝蓋，我整個將兩膝四頭肌部位拍了兩三次，到拍不出甚麼東西時，膝蓋的疼痛已經減緩了許多，睡覺時也不會膝蓋怎麼擺都痛。

但是一開始走樓梯，還是沒甚麼力，下樓梯還會酸痛，而且四頭肌外側接膝蓋部位的肌腱仍有痛感但完全拍不出東西來。

所以我就開始訓練自己爬樓梯，去爬山時遇到樓梯我都一次跨兩階，訓練了兩個多月，下樓梯終於不會酸了，又練了兩個月，終於兩腳都可以跨大弓箭步走而不會支撐不住。

但是四頭肌外側接膝蓋部位的肌腱痛感仍在，差不多可以確定，不是血液或組織液壓迫神經造成。

有一天我就想試試躺著踩空中腳踏車，結果發現四頭肌外側接膝蓋部位的肌腱拉扯感比較重，所以我就更認真做這個動作，結果發現每天做完一輪以後都會有進步。

從我自己膝蓋的修復過程，也隱約感到，舊傷的部分，有時還須配合肌力訓練才能有更完整的恢復。

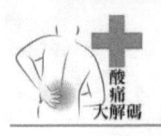

國中羽球校隊的新舊傷

在處理我自己舊傷的同時，我也很積極的處理我小兒子的運動傷害，他的傷基本上都是新傷，如果沒有腫脹且屬於較小範圍的拉傷，通常都當天可以處理。

而且處理完以後就是變成表皮血泡處的痛，在處理完隔天就沒有原來拉傷的感覺，可以做比較和緩的動作。

但是此時的處理屬於事急從權，不宜再對其他地方施加拍打，以免又造成出血；同時也發現，這種新傷處理結束以後如果多配合蛋白質的補充，通常這個部位的肌力都還會有進步。

比較需要注意的是膝蓋的部分，他有時表現出來的是髕骨下緣韌帶緊繃，但實際處理以後，卻發現問題仍在四頭肌以及包住髕骨的筋膜。

後來我發現這個用西醫的肌筋膜理論就可以解釋，從相關的筋膜上處理，有時也可以解決某一個部位的問題。這在我處理網球肘時也有提及。如果你不知如何找相關筋膜的話，可以上網搜尋"經絡圖"，從壓痛點同一條經絡上下處理效果也差不多。

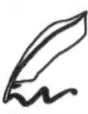
第九章 案例

　　另外一個是我兒子球隊的學長，他是右腳腳掌跟脛骨連接處跑動時感覺會痛，但是按壓該處並不會特別痛，拍打也不會特別難以忍受，我就沿著那個筋膜群，一路往脛骨右外緣拍過去,結果在膝蓋下方腓骨跟脛骨中間找到痛點,徹底拍出後,他原來會痛的的地方痛感就大為減低了。

　　還有一個球隊同年的同學,我看他每次練完球都在冰敷他的膝蓋跟腳後跟,我就花了兩次幫他處理了跳躍膝的問題,小孩子幾乎都是處理完恢復以後強度會更強。

　　他跟我說他阿基里斯腱發炎已經好幾年了,中西醫都看過,但一直都沒好,所以現在都只靠冰敷,所以我接著幫他拍該處,沒多久就浮出兩個血泡,又隔了一個禮拜再打一次,並且建議他該處的肌力要特別鍛鍊,整體大概花了一個月也得到完全自癒的效果。

　　其餘的隊友一般性的肌肉拉傷,如髂脛束及鼠蹊部等的肌肉拉傷（一般都不是急性的拉傷）,幾乎都是當天處理完第二天就可以作和緩的運動（但如果不急著處理的話,先讓傷口止血癒合並消腫再處理會更好）。

　　其實也不難理解,只要血液沒有壓迫到神經,基本上活動就不會受限。

　　幫這些球隊小孩處理最大的問題是：他們的肌肉都非

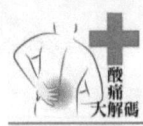

常結實,要打到血泡出來都需要比一般人多一倍的拍打數,要他們能忍得住才行。

第九章 案例

球隊家長的網球肘

　　球隊的家長，通常年紀大概都四十歲以上，有幾個得了網球肘，有一天，看我在幫一個球隊新生處理小臂拉傷的問題，其中一個就問我網球肘可不可以處理。

　　因我自己處理過自己的高球肘，大概知道怎麼做，就以肘部為中點，從肘外側往上跟往下把相關肌群一次拍透。

　　這種也幾乎是第一次處理就會發覺，肘部在處理完以後會輕鬆許多，不過這也是屬於舊傷累積，請他們除了回去練肌力以外，隔一周再繼續拍一次，直到拍不出血泡為止。

　　到目前為止，也發現四五十歲的中年人，肩肘的疼痛比例相對較高，而且很多人都做復健做到沒什麼進步，已經打算一輩子跟他作伴了。

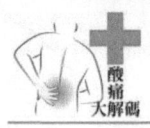# 老年人的各種酸痛

在發現拍打的原理之後,有一天遇到我姑媽,說起她的大臂痛,已經看過中西醫都沒多大改進,甚至去給一種很用力刮起來很痛的刮痧療法處理,也只是當天舒緩一下而已。

因為我自覺大致的原理已經清楚,就請他忍一下痛(反正他四處求醫的過程也免不了痛),才幫他拍一下而已,蝴蝶袖的位置已經出了一層厚厚的血泡。

打完以後,確實感到輕鬆很多。

她就又提到單邊肩膀已經很久頭都轉不過去了,所以我就順便幫她拍兩邊肩膀到脖子可以轉動為止,剩下的等下一次再處理,前後總共處理了三次。

隔幾周又幫他處理膝蓋退化下樓梯會酸痛的問題。

因為他已經大概知道狀況,所以對於處理髕骨部位會特別痛的忍耐力比較強。

第一次整個膝蓋幾乎都是黑黑的血泡。處理到第二次時,酸痛情形已經大為改善,總共打了三次,第三次就只剩下少量的紅點而已。

第九章 案例

　　但是重點還是在提醒她處理完除了多喝水，還得補充蛋白質及多做膝蓋彎曲等鍛練肌力跟軟骨的運動。

　　我八十多歲的父母看我姑姑肩膀有改善以後，也讓我幫他們處理腰、膝的問題。

　　比較特別的是我爸爸多年前腳盤被機車輾過去，縫了二十多針，傷口因為沒有完全保持乾燥，拖了了兩個多月才癒合完全。

　　2014 年年中說脛骨下緣會痛，可是怎麼拍都沒有東西，後來想到可能是腳盤舊傷處的原因，果然輕拍就一堆血泡，整整又拍了兩次，才完全把舊傷的沾粘清除。

　　另外我爸爸也是大約二十年前腳底會麻，去了兩三家醫院檢查都說可能是腰椎的骨刺壓迫神經，一開始他不想開刀，試遍各種左鄰右舍報的方法，針灸推拿化骨草……..等等，最後也去開刀取出骨刺，也沒啥效用。

　　後來換穿軟一點的鞋墊有舒緩一些。

　　今年年初他忽然又說腳底麻，因我之前才處理過球隊小孩足底筋膜疼痛問題，大概猜想他可能也是類似，所以就用手壓了一下他的小腿肚，果然有很明顯的壓痛感。

　　再來就是直接拍打他的小腿肚，把二十年的陳淤打出來，第二天他就說麻感降低許多了。因一次的量不宜太多，腳盤部位跟腳底筋膜等到下一次再繼續。

在處理父母親戚各種老年人酸痛，我也發現，我們的老年人，由於體能下滑的原因，大部分不怎麼運動，導致肌力下滑，肌肉延展性也下滑。

因此常常做稍大一點動作時，就會不慎拉傷，所以我記得我爺爺以前常常吃止痛藥，現在骨科復健科診所裡也常常有許多老人在做復健，幾乎隔三差五的就要往醫院報到。

我很慶幸可以找到這個方法，讓我的父母可以維持比較好的生活品質。

第九章 案例

教練的肩膀與手臂交界處的舊傷

　　我小孩球隊的教練,是退役的羽球甲組選手,他從以前的觀念,對運動傷害的處理,就是 PRICE 　五個步驟。

　　對於用拍打的方式,雖然我邏輯很清楚,可是一遇到自己的狀況,總是不敢嘗試,我有機會就會跟他講我的看法跟理論。不過大多數人遇到自己的身體,沒被逼到絕境,寧可止痛藥吃吃,也不會輕易嘗試我這種看起來暴力的方法(會有可能嘗試是因為,每次看起來都很可怕,但是沒出過大問題)。

　　聽他說過年期間被他夫人捶了一下肩膀,肩膀越來越痛,到今年四月中旬時,手已經舉不起來了,我看他天天在冰敷,卻好像沒甚麼效果,就又跟他提了一次,大概是因為他大學時曾因肩傷,休了快兩年才大致痊癒,所以他終於忍痛決定接受酷刑。

　　因為我大概可以預期,他們這種征戰二三十年的運動員,身上的傷應該不會像國中生一樣,屬於新的拉傷,所以我先跟他講,肩背跟腰的傷必須對稱性的處理,以免拉力不均造成骨骼的錯位。

　　因為他痛的位置是在旋轉肌袖前方關節的位置,又因

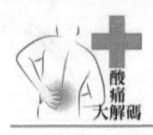

為原來就對這看似暴力的方法存有疑慮，所以我第一次想盡量解除表面的疼痛，所以只拍了前方位置，但過程中一直強調要對稱處理。而且在初步表面肌層的紅點出來後，他也覺得活動度有增加時就停了。

因為我判斷還有較深層的舊傷，所以事先就跟他講要處理不只一次。

隔了幾天後他又感覺活動度開始變差以後，就開始連續兩次幫他拍打整圈旋轉肌袖位置，這次他就感覺比第一次痛多了。其實就是為了達到讓深層的傷的瘀血浮出，打的時間延長，開始刺激到大概旋轉肌袖的位置。

整圈旋轉肌袖位置打出來的都是黑黑的瘀血，而經過後兩次的處理，該處的傷經過兩周已經都給身體修復得差不多了。

但因為他這個傷已經存在經年，旋轉肌袖已經撕裂變形，還得再經過運動強化=>受傷修補，多次的循環。

從這個案例來看，運動界一般說肌力是高強度運動的必要條件也是非常恰當的，即使方法程序都知道的教練，在用到平常比較少鍛鍊的手時也是容易因為肌力（也包含了肌肉的延展度）不足的問題產生運動傷害。

車禍摔車後肩膀的舊傷

　　四十多歲的男性，多年前車禍摔車，左側肩膀著地，造成疼痛多年，手臂無法上舉，也無力做伏地挺身。

　　第一次時鼓起勇氣試試看，基於脊椎兩側牽涉肌肉均勻拉扯問題，必須一併處理以免脊柱受拉力不均，所以幫他拍了兩邊，果然左側比右側多出許多血泡，且肩關節處沿關節接合處更多，第一次回去後感覺效果不錯。又接著做了三次拍打處裡，基本上肩膀的軟組織自我修復程度不錯，所有功能恢復良好，建議他未來應加強肌力訓練。

　　因為效果不錯，他同時也處理了手腕及腰多年疼痛的問題。

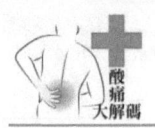

落枕

在開始用拍打法處理軟組織傷害後，遇到落枕，通常只要找到拉傷的部位（其實落枕大部分就是某一條肌肉因姿勢不良而拉傷），拍一下確定壓痛點位置，再拍到血泡出來為止，大概就不會痛了。除非是像我姑姑那種長期落枕合併五十肩的，才會需要大面積處理。

但是還是得提醒，這種新傷的處理以局部小面積為限，不要同時又拍打其他地方造成正在癒合的傷口出血。

第九章 案例

大腿外側麻木

　　這一個是台大雙研究所，57 年次男性，身形較壯；通常四五十歲以後的人，因為長期使用腿走路或運動，大腿肌肉多少都會有一些撕裂傷，部分的人表現是大腿酸痛，大部分的人是沒啥感覺，而這個案例則是大腿外側麻木，觸摸時有麻木感。

　　一開始到大醫院檢查，免不了先來個腰部 X 光，好像醫生一般只要遇到有麻感的病人，一般都會先聯想到脊椎神經受壓迫，果然也照到了一些骨刺，所以推論就順理成章了------腰椎退化。

　　個案不想開刀，就花錢買護腰，及日本的醫療保健用品，效果有一點，因為你只要動作幅度小一點，神經就會少磨擦一點。

　　可是我直覺就覺得問題可能不是骨刺，所以我就請他躺下，用拇指大力按推大腿外側麻木處，果然沒幾下他就說很痛，為了取得他信任，先幫他拍打大腿外側根部部位一小區，肉多的地方其實打起來還蠻痛的，隔幾天讓他比較有打跟沒打的地方的差異。

　　果然瘀血打出來的部位感覺恢復了許多，第二次打我

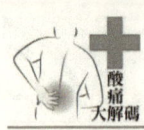

就把整片大區一起處理了，因為知道身體真的會自我修復，也就咬著牙接受摧殘，後續應該還要再處理幾次。

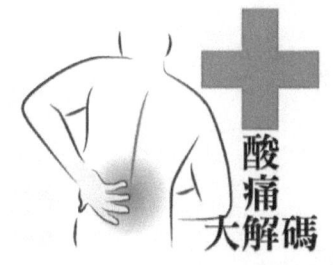

運動傷害及酸痛和關節退化的自我調理
用科學常識可以理解的酸痛原理及自療原理

作　者/簡奕得（Peter Chien）
出版者/美商 EHGBooks 微出版公司
發行者/漢世紀數位文化（股）公司
臺灣學人出版網：http：//www.TaiwanFellowship.org
地　　址/106 臺北市大安區敦化南路 2 段 1 號 4 樓
電　　話/02-2707-9001 轉 616-617
印　　刷/漢世紀古騰堡®數位出版 POD 雲端科技
出版日期/2016 年 8 月
總經銷/Amazon.com
臺灣銷售網/三民網路書店：http：//www.sanmin.com.tw
　　　　　三民書局復北店
　　　　　地址/104 臺北市復興北路 386 號
　　　　　電話/02-2500-6600
　　　　　三民書局重南店
　　　　　地址/100 臺北市重慶南路一段 61 號
　　　　　電話/02-2361-7511
　全省金石網路書店：http：//www.kingstone.com.tw
定　　價/新臺幣 200 元（美金 7 元 / 人民幣 40 元）

2016 年版權美國登記，未經授權不許翻印全文或部分及翻譯為其他語言或文字。
2016 © United States, Permission required for reproduction, or translation in whole or part.

www.ingramcontent.com/pod-product-compliance
Lightning Source LLC
LaVergne TN
LVHW041541060526
838200LV00037B/1089